AF332785

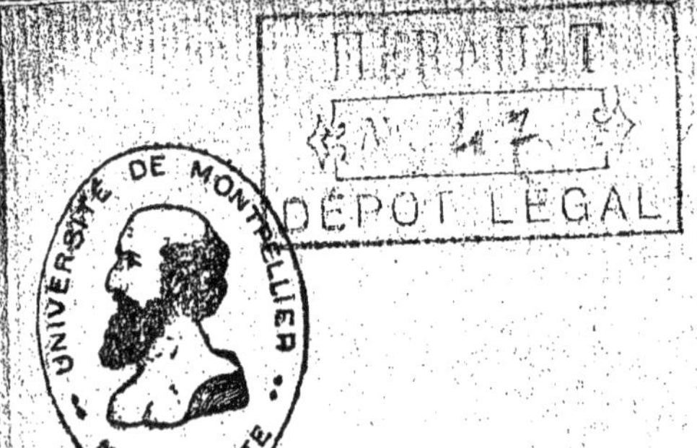

Docteur Louis VIGUIÉ

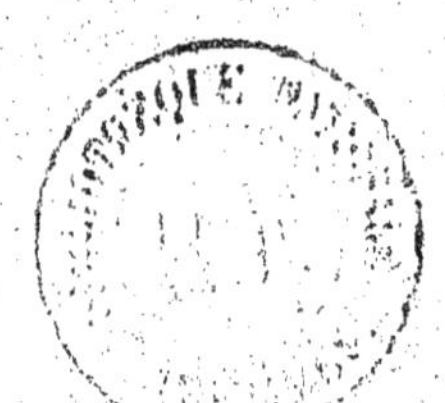

Contribution à l'Étude

du

Traitement

de la

Tuberculose Pulmonaire

Par la Teinture d'Iode

Montpellier
Firmin & Montane
—
1922

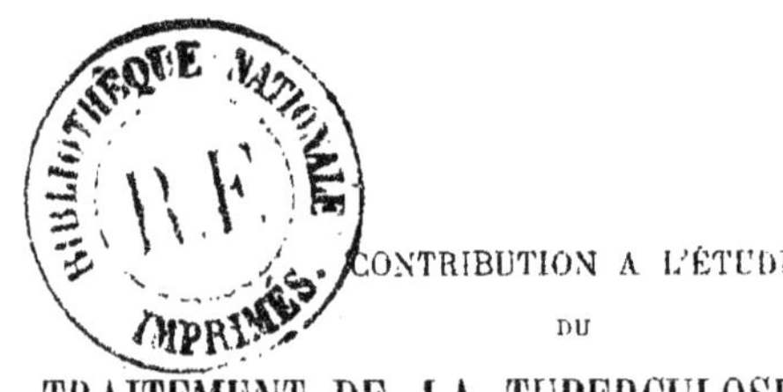

CONTRIBUTION A L'ÉTUDE

DU

TRAITEMENT DE LA TUBERCULOSE PULMONAIRE

PAR LA TEINTURE D'IODE

CONTRIBUTION A L'ÉTUDE

DU

Traitement de la Tuberculose Pulmonaire

PAR LA TEINTURE D'IODE

PAR

Louis VIGUIÉ

DOCTEUR EN MÉDECINE

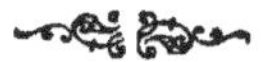

MONTPELLIER
IMPRIMERIE FIRMIN & MONTANE
3, rue Ferdinand-Fabre et quai du Verdanson
—
1922

PERSONNEL DE LA FACULTE

Professeurs

Anatomie	MM. GILIS.
Histologie . . . . }	VIALLETON. GRYNFELTT
Physiologie	HEDON.
Physique médicale	N...
Chimie biologique et médicale.	DERRIEN, *doyen.*
Botanique et histoire naturelle médicales.	GRANEL.
Anatomie pathologique	MASSABUAU.
Microbiologie	LISBONNE.
Pathologie et thérapeutique générales.	BOSC.
Pathologie interne	N...
Thérapeutique et matière médicale.	VIRES.
Hygiène	BERTIN-SANS (H.)
Médecine légale et toxicologie.	N...
Clinique médicale . . . . {	DUCAMP. VEDEL.
Clinique chirurgicale	TEDENAT. FORGUE, *assesseur.*
Clinique obstétricale	VALLOIS.
Clinique des maladies mentales et nerveuses. . . .	MAIRET.
Clinique ophtalmologique	TRUC.
Clinique des maladies des enfants.	N...
Clinique chirurgicale infantile et orthopédie. . .	ESTOR.
Clinique gynécologique	De ROUVILLE.
Clinique d'oto-rhino-laryngologie	MOURET.
Clinique des maladies des voies urinaires.	JEANBRAU.

Honorariat

Doyens honoraires: MM. VIALLETON et MAIRET.

Professeurs honoraires : MM. E. BERTIN-SANS, RODET et BAUMEL

Secrétaires honoraires: MM. GOT et IZARD

Chargés de Cours complémentaires

Anatomie.	GRYNFELTT.
Clinique propédeutique de chirurgie.	MM. RICHE.
Clinique propédeutique de médecine.	RIMBAUD.
Clinique des maladies des vieillards.	EUZIERE.
Clinique des maladies syphilitiques et cutanées.	MARGAROT
Médecine opératoire	SOUBEYRAN.
Pathologie chirurgicale	ETIENNE.
Accouchements	DELMAS (P.).
Pharmacologie	GALAVIELLE.
Matière médicale	CABANNES
Clinique des maladies des enfants.	LEENHARDT.
Stomatologie	Dr WATON.
Histologie.	Dr. GRANEL F.

Agrégés en exercice

Médecine . . . {	MM. LEENHARDT. GAUSSEL. EUZIERE. RIMBAUD. MARGAROT.	Chirurgie. . . . . {	MM. RICHE. ETIENNE. LAPEYRE.
Anatomie.	DELMAS (J.)	Accouchements. .	DELMAS (P.)
		Histoire natur. }	GALAVIELLE CABANNES.
Chimie.	MESTREZAT	Physique.	PECH.

Examinateurs de la thèse:

MM VEDEL, professeur, *président.*	LEENHARDT, agrégé.
BOSC, professeur.	GAUSSEL, agrégé.

A MON PÈRE, A MA MÈRE

Faible témoignage de mon affection
et de ma reconnaissance.

A MA FEMME

Témoignage de mon profond amour.

A MON FRÈRE

MEIS ET AMICIS

L. VIGUIÉ.

A MON PRÉSIDENT DE THÈSE
MONSIEUR LE PROFESSEUR VEDEL

PROFESSEUR DE CLINIQUE MÉDICALE A LA FACULTÉ DE MÉDECINE
DE MONTPELLIER
CHEVALIER DE LA LÉGION D'HONNEUR

A MONSIEUR LE Professeur-Agrégé GAUSSEL

MÉDECIN DU SANATORIUM DE BON ACCUEIL
CHARGÉ DE COURS A LA FACULTÉ DE MÉDECINE DE MONTPELLIER
CHEVALIER DE LA LÉGION D'HONNEUR
CROIX DE GUERRE

*Qui a bien voulu nous inspirer
le sujet de cette thèse et qui
nous a toujours accueilli avec
bienveillance dans son service de "Bon Accueil".*

A MON JURY DE THÈSE

L. VIGUIÉ.

CONTRIBUTION A L'ÉTUDE

DU

Traitement de la Tuberculose Pulmonaire

PAR LA TEINTURE D'IODE

INTRODUCTION

La question du traitement de la tuberculose est un des grands problèmes qui se pose à l'esprit des médecins. Son importance s'accroît encore chaque jour davantage, et, à l'heure actuelle, elle devient primordiale en permettant de sauver quelques existences, si nécessaires à notre pays frappé par la guerre et la crise de la dépopulation.

Aussi, en attendant la découverte du vaccin, du sérum ou du médicament spécifique qui vaincra le bacille de Koch ou tout au moins limitera son champ d'action, doit-on rendre le plus actif possible les moyens thérapeutiques déjà existants ou chercher de nouvelles méthodes qui puissent améliorer et souvent même guérir certaines tuberculoses.

C'est le but que nous nous proposons en entreprenant notre travail. Nous avons voulu réunir les éléments qui nous permettraient de faire connaître les résultats et la technique d'une thérapeutique iodée anti-tuberculeuse, encore peu employée, mais dont les succès sont déjà assez nombreux.

Dans la première partie de notre étude, nous faisons un rapide historique de la médication iodée anti-tuberculeuse.

Nous plaçons immédiatement après les observations qui constituent la base clinique de notre travail. Deux d'entre elles sont dues à l'obligeance de M. le professeur Gaussel; les autres ont été recueillies dans son service du Sanatorium Bon-Accueil.

Dans une troisième partie, nous examinons les résultats et la valeur de la médication iodée.

Dans un quatrième chapitre, nous étudions l'action de l'iode sur l'organisme et en particulier sur les éléments de défense.

Enfin, dans un dernier chapitre, nous précisons le mode d'administration et la posologie de la teinture d'iode dans la médication anti-tuberculeuse.

HISTORIQUE

Bien avant l'époque déjà lointaine où Courtois découvrit l'iode dans les eaux mères des cendres de varech, bien avant les études de Gay-Lussac, ce métalloïde était employé comme médicament interne par les anciens médecins. La médication iodique était, il est vrai, le plus souvent utilisée sans s'en douter ou tout au moins d'une façon empirique.

· Les diverses affections : écrouelles, lymphatisme, scrofule, etc., considérées aujourd'hui comme des manifestations de nature tuberculeuse, étaient traitées depuis le XIIe siècle pour le moins par les éponges brûlées, par l'éthiops végétal, obtenu par la calcination en vase clos des végétaux marins. C'est ainsi qu'agissaient encore les anciens médecins lorsqu'ils conseillaient l'usage alimentaire du cresson, usage qui persiste encore dans cetains milieux.

L'huile de foie de morue, le sirop iodo-tannique sont toujours en honneur dans la thérapeutique contemporaine. La cure d'air marin agit, non seulement par l'héliothérapie, mais aussi par l'iode de l'air de mer, dix fois plus riche en iode que l'air des continents.

Mais l'emploi raisonné et continu de l'iode, et en particulier de la teinture d'iode, dans la tuberculose semble devoir beaucoup au docteur Louis Boudreau, de Bordeaux, un des plus énergiques défenseurs de cette médication.

En 1905, un vétérinaire italien avait fait des essais de traitement de la tuberculose humaine et animale par l'iode. Mais le docteur Boudreau, quoique n'ayant publié ses premiers résultats qu'en 1914, avait « inauguré ce traitement en 1903 ». Il préconise l'iode dans toutes les grandes infections, et considérant la tuberculose comme telle, il base sa thérapeutique sur les propriétés de l'iode qui, dit-il « est actuellement le désinfectant interne le plus maniable, le moins offensif pour l'organisme, avec le maximum d'action, celui auquel on doit penser tout d'abord en présence d'une infection quelconque, et que l'on doit préférer à tout autre à moins d'une contre indication formelle ».

Si nous nous en rapportons à quelques observations publiées par cet auteur, l'action de la teinture d'iode nous paraît remarquablement efficace. Plusieurs malades atteints de tuberculose pulmonaire avec des lésions avancées, ont été sérieusement améliorés par le traitement iodé. Certains ont pu après guérison reprendre leur travail de jour et de nuit. Chez une jeune fille, Boudreau a obtenu une *guérison remontant à dix ans* au moment de la publication de l'observation. (Janvier 1914, *Journal de Médecine de Bordeaux.*)

Depuis de longues années, le docteur Manuell, de Mexico, emploie l'iodothérapie antituberculeuse.

En 1905, Martin, dans sa thèse, publiait plusieurs observations montrant les bons résultats obtenus par l'iodothérapie dans certaines affections de l'appareil respiratoire. Quoi qu'il ne s'agisse pas ici de teinture d'iode, mais de lipiodol, nous devons signaler que Martin rapporte des cas d'amélioration et même de guérison de tuberculoses pulmonaires.

Dans le *Monde Médical* du 1er janvier 1922, le docteur Marcel Bonnefoy, médecin du Dispensaire français de Genève, écrit qu'ayant appliqué depuis 1918 la méthode de Boudreau, il a obtenu de bons résultats. Toutefois, il aurait eu quelques insuccès, lors du traitement de tuberculoses pulmonaires ulcérées, à formes avancées.

Enfin, si, sortant de notre domaine, nous examinons rapidement les résultats obtenus dans les diverses localisations tuberculeuses en dehors de la forme pulmonaire, nous constatons que Boudreau a obtenu des succès dans les tuberculoses osseuses, cutanées, laryngées, intestinales et rénales. Dans ce dernier cas, il put maîtriser une néphrite tuberculeuse chez un enfant de 3 ans, par la forte dose de 300 gouttes de teinture d'iode par jour.

Le docteur Chenut a publié, en 1919, sept observations qui montrent les succès obtenus par le traitement iodé dans les tuberculoses externes. Il est vrai d'ajouter que, dans la thérapeutique du docteur Chenut, la teinture d'iode n'est pas à la base du traitement, mais un complément de l'héliothérapie.

Plus récemment, le 14 mai 1920, le docteur H. Dufour communiquait à la Société des Hôpitaux de Paris, les excellents résultats obtenus dans la tuberculose ganglionnaire par le traitement à la teinture d'iode à la base de CL gouttes par jour.

OBSERVATIONS

Observation I
(Malade en traitement à Bon-Accueil)

R. V..., 18 ans. Entré en mai 1920. Atteint de tuberculose pulmonaire fibro-caséeuse du lobe supérieur droit. Forme commune. Crachats avec bacille de Koch. Evolution apyrétique. Poids à l'entrée : 49 kil. 700.

Cure sanatoriale : cure d'air et cure de repos.

L'état général s'améliore. Au 1er janvier 1921, le malade pèse 53 kilos ; en avril, 55 kilos. L'évolution est toujours apyrétique. Le malade tousse et crache. L'état local s'améliore ; les râles du sommet diminuent.

En mars 1922, le poids est de 53 kil. 500. Pas de fièvre.

Localement, on note : râles humides plus étendus dans le lobe supérieur et le lobe moyen à droite.

Le malade commence à prendre de la teinture d'iode le 23 mars 1922 : XX gouttes par jour et en augmentant de IV gouttes tous les deux jours. Ce médicament est pris dans les boissons au moment des repas.

Le malade prend actuellement CCC gouttes par jour ; l'iode est bien toléré.

Le 14 *juin* 1922, pas de modification de l'état local : au lobe supérieur et moyen du poumon droit, les vibrations sont augmentées; à l'auscultation, on entend des frottements et quelques craquements. Evolution apyrétique.

Le poids est de 52 kil. 600; il y a donc une légère diminution imputable peut-être aux fortes chaleurs de la saison.

Renseignements subjectifs. — Le malade déclare qu'il se sent mieux et plus fort, qu'il tousse et crache moins depuis qu'il prend de la teinture d'iode.

OBSERVATION II

(Malade en traitement à Bon-Accueil)

Mme D..., 22 ans, atteinte de pachypleurite de la base droite et tuberculose fibro-caséeuse du sommet droit.

Traitée depuis août 1918: cure sanatoriale. Evolution apyrétique. Variations de poids.

A commencé à prendre de la teinture d'iode le 5 avril 1922. Poids à cette date: 52 kil. 200.

Le 14 juin, la malade pèse 54 kil. 800, elle a donc augmenté de 2 kil. 600.

Etat local sans changement (forme chronique à évolution lente).

Renseignements subjectifs. — La malade tousse peu et crache peu. Elle se sent plus forte.

Les résultats sont donc favorables; le poids a repris rapidement depuis le traitement iodé et s'est maintenu. L'iode est bien supporté; pas de troubles digestifs.

L'examen des crachats montre des bacilles grêles et se colorant mal (20 juin).

Observation III

(Malade en traitement à Bon-Accueil)

Mme R..., 20 ans. Entrée le 1er février 1921. Atteinte de tuberculose pulmonaire fibro-caséeuse du lobe supérieur droit. Crachats avec bacilles de Koch. Fébrile à l'entrée, mais devenue à peu près apyrétique après deux mois de cure sanatoriale.

Le 1er février, elle pesait 44 kil. 700 ; 48 kil. 400, le 1er décembre 1921. Puis diminution de poids, qui tombe à 44 kil. 500 le 1er mai 1922, sans incidents et sans fièvre.

A cette date : début du traitement par la teinture d'iode ; en un mois, la malade gagne 1.300 grammes. Le traitement est trop court pour avoir un effet sur l'état local, mais l'amélioration de l'état général est manifeste.

La teinture d'iode est bien supportée.

Observation IV

(Malade en traitement à Bon-Accueil)

Mme F..., 44 ans, ménagère, entrée en février 1921, atteinte de tuberculose pulmonaire à forme fibreuse du sommet droit, à tendance peu évolutive. Apyrétique. Présence de bacilles de Koch dans les crachats. La malade présente en même temps un iritis.

Pas d'antécédents syphilitiques. Wassermann négatif. Poids à l'entrée : 48 kil. 600.

En dehors de la cure sanatoriale, pas de traitement spécial. Le poids passe à 53 kil. 800 en juin 1921. Puis

— 15 —

subit diverses variations et descend à 52 kil. 700, le 1ᵉʳ février 1922.

A cette date, début du traitement par la teinture d'iode. XX gouttes par jour en augmentant de IV gouttes tous les deux jours. Actuellement, la malade prend CCC gouttes de teinture d'iode par jour.

Depuis le traitement iodé, le poids a augmenté progressivement et atteint 55 kil. 200 le 10 juin 1922.

Etat pulmonaire local: stationnaire.

Signes subjectifs. — La malade crache peu, a bon appétit. Elle se sent mieux et plus forte. Elle peut travailler dans le Sanatorium sans qu'elle est de la fièvre et sans diminution de poids.

Elle déclare que l'appétit diminue si elle cesse le traitement iodé.

OBSERVATION V
(Malade en traitement à Bon-Accueil)

Mme D..., 40 ans. Entrée en août 1921.

Diagnostic. — Tuberculose pulmonaire fibro-caséeuse du sommet gauche. Forme apyrétique. La malade est aussi atteinte de maladie de Basedow.

Elle pesait à son arrivée à Bon-Accueil, 43 kil. 400. Cure sanatoriale. Son poids augmente progressivement jusqu'à 44 kil. 600 au 1ᵉʳ février 1922.

A cette date, on commence le traitement par la teinture d'iode (même méthode que pour les malades précédents). Le poids continue à augmenter et atteint 52 kil. le 15 avril, puis diminue et passe à 51 kil. 500 le 15 mai et se maintient par la suite.

La teinture d'iode a d'abord été bien tolérée par l'appareil digestif, mais depuis quelques jours, la malade dit avoir des maux d'estomac.

On note peu de modifications de l'état local en ce qui concerne les lésions tuberculeuses, mais une amélioration nette du goître, de la tachycardie et des palpitations.

L'examen des crachats montre des bacilles grêles, courts, flexueux et se colorant mal (20 juin).

OBSERVATION VI

(Due à l'obligeance de M. le professeur-agrégé Gaussel)

R. D..., 16 ans, porteuse de pain, vient consulter pour la première fois, le 24 septembre 1921.

Elle est malade depuis un an : anémie, asthénie, amaigrissement, aménorrhée, nervosisme. Elle tousse depuis plusieurs mois d'une toux grasse, mais ne sait pas cracher ; elle est essoufflée au moindre effort. La température rectale est de 38°. La tension à l'appareil de Vaquez est de 12,5 maxima ; 7,5 minima. Poids : 46 kilos.

L'examen clinique de l'appareil respiratoire permet de noter, au sommet droit : matité, vibrations exagérées, respiration diminuée, craquements humides étendus à la région sous-claviculaire.

Diagnostic : infiltration tuberculeuse du sommet droit.

Du mois de septembre 1921 à la fin janvier 1922, la malade est traitée par les moyens ordinaires : cure de repos, cure d'air, suralimentation surveillée, médication tonique (arsenic, quinquina, huile de foie de morue, adrénaline).

L'amélioration est notable, la malade gagne progressivement 9 kilos ; la tension artérielle s'élève : Mx, 15 ; Mn, 9. La température oscille entre 37°5 et 37°7 le soir.

A l'auscultation, on entend toujours des craquements au sommet droit.

Le 2 février 1922, la malade commence à prendre la teinture d'iode à l'exclusion de tout autre médicament, en commençant par XX gouttes par jour et en augmentant de IV gouttes tous les deux jours. Ce médicament est pris aux repas dans la boisson.

Dès le premier mois, elle gagne 3 kil. 600; la toux diminue; il n'y a toujours pas d'expectoration; la tension artérielle se maintient à 15 et 9. A l'auscultation, les craquements ont beaucoup diminué.

De mars à juin, le traitement est continué sans interruption. La malade arrive à prendre CCL gouttes de teinture d'iode par jour, qui est bien supportée.

L'amélioration continue, le poids augmente encore de 2 kilos. Il n'y a plus de fièvre. La jeune malade commence à s'occuper dans la maison, sort faire des courses et se sent bien.

Le 10 juin, l'état général est très bon; à l'auscultation, on trouve seulement quelques râles humides discrets sous la clavicule droite après la toux. Le traitement est continué dans de très bonnes conditions.

OBSERVATION VII

(Due à l'obligeance de M. le professeur-agrégé Gaussel)

Mme H. G..., 25 ans.

Début de la maladie en septembre 1921. La malade commence à tousser et à cracher.

Vient consulter pour la première fois en novembre.

2 v

L'état général est bon, absence de fièvre, léger amaigrissement. A l'examen de l'appareil respiratoire, signes de
bronchite généralisée.

Le 13 décembre, devant la persistance de la bronchite
qui prédomine à droite, on fait un examen des crachats.
Ils renferment des bacilles de Koch très nombreux, homo-
gènes.

A cette date, la malade pèse 58 kil. 400. Elle est traitée
de décembre à février par les moyens ordinaires: cure
d'air, cure de repos, légère suralimentation, récalcifica-
tion, thiocol, pointes de feu.

Dans ces deux mois, elle gagne 2 kilos; elle continue à
tousser et à cracher; il y a cependant une amélioration
du côté de la poitrine; l'auscultation permet de constater
la diminution des râles et leur localisation surtout à la
base droite.

Le 18 février, la malade commence à prendre de la teinture d'iode à l'exclusion de tout autre médicament. Quatre prises de teinture d'iode par jour en commençant par
XX gouttes par jour et augmentant de IV gouttes tous
les deux jours.

Dès ce moment, l'amélioration se dessine: le poids augmente régulièrement et progressivement, chaque pesée de
quinzaine permet de constater une augmentation de poids
qui passe de 63 kilos le 18 février, à 69 kil. 100 le 8 juin. A
aucun moment la malade n'a eu de fièvre. Elle a atteint
progressivement la dose CCL gouttes de teinture d'iode
par jour.

Du côté de l'appareil respiratoire, on note la dispari-
tion presque complète de l'expectoration; à l'auscultation, on entend quelques râles à la toux dans une zone très
limitée à la base.

L'examen des crachats montre des bacilles rares et granuleux. [1]

Cette malade se sent très bien, peut s'occuper, se promener et supporte très bien la teinture d'iode prise au moment des repas. Le traitement est continuée.

RESULTATS ET VALEUR
DE LA MEDICATION IODEE

L'étude des sept observations que nous publions ne permet pas de douter de l'influence favorable de la teinture, d'iode dans la tuberculose pulmonaire. Mais dans quelle mesure l'iode agit-il? Jusqu'à quel point est-il capable de modifier la marche de la maladie?

Dans les cas que nous rapportons, nous nous sommes attachés à montrer les modifications apportées par la thérapeutique iodée dans les signes locaux, dans la courbe du poids et dans l'amélioration de l'état général des malades.

Les cinq premières observations ne montrent pas de changement notable dans l'état pulmonaire local: les signes physiques (percussion, palpation, auscultation) ont peu varié depuis le traitement iodé. Ceci tient sans doute à la marche plutôt lente et torpide de ces tuberculoses et aussi peut-être à une durée encore trop courte de la médication; ces malades ne prennent de la teinture d'iode que depuis deux à cinq mois. Cependant, chez les malades des observations VI et VII où la marche de la maladie est analogue, où la durée du traitement est respectivement de cinq mois et quatre mois, nous notons une légère amélioration de l'état local.

'Dans les sept cas, on a obtenu avec l'iode une diminution de la toux et de l'expectoration.

De même, chez les sept malades l'état général a été sérieusement amélioré. Tous se trouvent mieux depuis qu'ils prennent de la teinture l'iode. Leur appétit est meilleur, leurs forces reviennent peu à peu. Mme F... (observation IV), peut travailler dans le Sanatorium sans ressentir de fatigue; elle déclare voir son appétit diminuer si elle cesse le traitement iodé. Il en est de même pour les malades des observations VI et VII, qui ont pu reprendre en partie leurs occupations habituelles.

Mais c'est en examinant la courbe du poids qu'on se rend surtout compte des résultats satisfaisants obtenus par la teinture d'iode. On note des augmentations de poids allant de 1.300 grammes après un mois de traitement (observ. III) à 6 kil. 100 (observ. VII), et 6 kil. 900 (observ. V) après cinq mois. Seul R. V. (observ. I), accuse une légère diminution de 900 grammes, imputable peut-être à la saison; cependant il déclare se sentir mieux et plus fort.

Donc, amélioration de l'état local dans certains cas, amélioration de l'état général dans tous les cas et augmentation notable du poids chez six malades, tels sont les résultats donnés par la teinture d'iode. Nous devons espérer une efficacité durable, puisque Boudreau aurait obtenu des guérisons remontant à plusieurs années.

Ces résultats paraissent d'autant plus satisfaisants que tous les malades avaient suivi auparavant les divers traitements mis habituellement en œuvre dans la tuberculose pulmonaire. Ce n'est qu'après avoir obtenu d'eux le maximum d'effet, qu'on a instauré la médication iodée. C'est donc bien à la teinture d'iode que sont dues les améliorations constatées.

Mais nous devons faire remarquer que ces succès ont été obtenus chez des tuberculeux dont la maladie évolue lentement et sans fièvre.

M. le professeur Gaussel ayant essayé le même traitement chez des phtisiques nettement fébriles, n'a pas obtenu des résultats encourageants.

Après avoir examiné les avantages de l'iode, nous devons nous demander si aucune action nocive ne résultera de son usage prolongé et particulièrement de l'emploi des hautes doses.

Expérimentalement, Labbé et Lortat-Jacob ont démontré que l'iode, à l'inverse des iodures, n'avait pas d'action congestive sur les poumons et n'avait pas de tendances à provoquer d'hémorragies.

En clinique, chez les malades dont nous rapportons les observations, on n'a pas noté davantage une action congestive sur l'appareil respiratoire. De plus, ils n'ont jamais présenté d'accident d'iodisme. La tolérance gastrique et de tout l'appareil digestif pour la teinture d'iode a été complète; seule la malade de l'observation V a eu quelques maux d'estomac ces derniers temps.

Ainsi aucun inconvénient sérieux ne résulte de l'emploi de l'iode, même à hautes doses, à conditions d'administrer le médicament à doses régulièrement croissantes et progressives.

ACTION DE L'IODE

Toute bonne thérapeutique repose sur ce vieux principe fondamental : aider la nature, éviter de la contrarier ; de ce principe on déduit une indication pathogénique plus moderne : annihiler l'action des germes pathogènes en activant les réactions de défense. C'est ce qu'on fait en employant la médication iodée anti-tuberculeuse.

On sait en effet que l'organisme lutte contre le bacille de Koch et ses toxines par des réactions de défense des tissus contre l'infection. Le principal rôle appartient ici aux cellules fixes du tissu conjonctif, aux cellules endothéliales des vaisseaux, aux cellules des séreuses et surtout aux leucocytes : polynucléaires et mononucléaires. En augmentant le nombre et la résistance de ces cellules phagocytaires on exaltera les moyens de défense de l'économie. Or, l'action principale de l'iode prise à l'intérieur est de produire une hyperleucocytose par hyperactivité du tissu lymphoïde.

Marcel Labbé et Lortat-Jacob ont fait à ce sujet des expériences très précises sur le cobaye.

Dans deux séries d'expériences ces auteurs ont étudié l'action de ce métalloïde sur le sang et sur les séreuses, c'est-à-dire son action générale et son action locale.

Dans le premier cas, l'injection sous-cutanée d'iode produit rapidement une hyperleucocytose intéressant surtout les mononucléaires, hyperleucocytose dont on peut apprécier l'importance par la lecture du tableau ci-joint:

Dates	Globules rouges mm³	Globules blancs mm³	Polynucléaires neutrophiles %	Mononucléaires moyens %	Petits lymphocytes %	Grands Mononucléaires %	Eosinophiles %
Avant	4.712.000	11.000	44	51	4	0	1
Injection sous-cutanée de 1/2 cc d'huile de vaseline iodée à 1/70							
1 h. après	5.146.000	9.000	46	40	7	7	0
3 h. après	5.022.000	12.000	53	23	3	20	1
18 h. après	4.991.000	29.000	20	70	6	4	0
22 h. après	»	»	62	30	2	6	1
28 h. après	»	»	69	29		2	0
44 h. après	4.991.000	14.000	36	60		1	3
92 h. après	5.797.000	10.000	36	55		11	3

Cet afflux leucocytaire reconnaît pour cause une suractivité intense du tissu lymphoïde, constatée par de nombreux examens histologiques pratiqués dans tous les cas où des animaux furent soumis à l'influence de l'iode.

Mêmes résultats, après injection d'iode dans les séreuses: hyperleucocytose avec mononucléose.

L'action locale et l'action générale de l'iode sont donc

(1) Tableau tiré de la thèse de Lorlat-Jacob et de la communication faite par cet auteur et Labbé (M.). à la Société de Biologie en 1903.

concordantes. Aussi Labbé et Lortat-Jacob, à la suite de leurs expériences, pouvaient-ils dire : « Par ces réactions, l'iode nous apparaît comme un agent excitateur des fonctions lymphoïdes, producteur de lymphocytes et de gros mononucléaires doués de propriétés phagocytaires. Ainsi peut s'expliquer le rôle favorable de l'iode dans les affections chroniques où l'organisme se défend surtout par une mononucléose locale aussi bien que par une mononucléose générale ».

Et suivant Boudreau, les leucocytes (après traitement iodé) accourent sur le lieu du combat, non seulement avec cette suractivité phagocytaire parfaitement observée, mais aussi avec « un pouvoir de neutralisation antitoxique manifestement accru ». Les professeurs Arnozan et Carles de Bordeaux, qui ont employé l'iode dans le traitement de la typhoïde ont aussi constaté dans cette infection l'action antitoxinique du médicament.

Non seulement son action se fait sentir sur les diastases élaborées par les bacilles, mais aussi sur les germes eux-mêmes. Aoust rapporte son action destructive sur le bacille d'Eberth ; pour ce qui est de la tuberculose, Boudreau a observé que dans les crachats examinés après quelques temps de traitement iodé, les bacilles étaient « rares, isolés, mais surtout manifestement dégénérés, grêles, courts, flexueux, se colorant mal ». Dans l'observation VII, M. le professeur Gaussel a fait les mêmes constatations. Nous avons observé aussi des modifications des bacilles après examen des crachats de malades dont nous rapportons les cas (observ. II et V).

Microbicide, antitoxinique, l'iode est donc un désinfectant, un stérilisant pour l'organisme, ce qui se traduit en effet par une diminution de la fièvre chez de nombreux tuberculeux observés par Boudreau, par Chenut et aussi chez les typhoïdiques d'Aoust. Nous n'avons pu contrôler cette action, notre étude ayant pour base l'évolution de tuberculoses apyrétiques.

Enfin, n'a-t-on pas tenté un traitement opothérapique de la tuberculose en se basant sur le rôle tonique et défensif des sécrétions internes? Or, l'iode est doué d'un pouvoir activo-sécrétoire sur les glandes; faire de l'iodothérapie serait donc faire aussi de « l'opothérapie indirecte ». « L'activité glandulaire rétablie chez les tuberculeux expliquerait le retour très appréciable aux grandes fonctions vitales : appétit alimentaire, respiration, sommeil, etc. » (Boudreau.)

Stimulant des moyens de défense des tissus, antiseptique, microbicide, antitoxinique, activo-sécréteur des glandes, telles paraissent être les modes d'action de l'iode dans la tuberculose. On comprend que ce médicament ait pu donner là d'excellents résultats, et que certains médecins le considèrent comme le médicament de choix de cette maladie.

MODE D'ADMINISTRATION
POSOLOGIE

1° MODE D'ADMINISTRATION. — Prescrire la teinture d'iode du Codex au 1/10ᵉ, qui est une préparation active, commode et économique.

La faire prendre par la bouche, au moment des repas de préférence, par X à L gouttes diluées dans un verre d'eau mélangée à du vin ou dans un verre d'eau pure. On peut masquer le goût désagréable de l'iode avec quelques gouttes d'alcool de menthe. Un bon moyen de la faire absorber aux personnes difficiles et aux enfants, est de la faire prendre dans du lait: il se forme par combinaison chimique entre l'iode et la caséine une albumine iodée.

2° POSOLOGIE. — Commencer à donner XX gouttes de teinture d'iode par jour et augmenter de IV gouttes tous les deux jours.

Jusqu'à quelles doses peut-on ordonner la teinture d'iode?

Les malades de M. le professeur Gaussel en prennent actuellement de CCL à CCC gouttes par jour, mais ce ne sont là que des doses de passage et non des doses maxima. Boudreau ordonne CCCC gouttes dans les cas graves, jusqu'à DCCC et même MD dans les cas très graves.

Donc, comme l'écrit cet auteur, « l'iode doit être administré aux tuberculeux à des doses prudentes d'abord, mais croissantes et poussées jusqu'aux plus extrêmes limites de tolérance ».

CONCLUSIONS

Dans la tuberculose pulmonaire, la teinture d'iode, remarquablement bien tolérée, même à des doses considérables, semble agir surtout en augmentant la défense naturelle de l'organisme et peut-être aussi par ses pouvoirs microbicide et antitoxinique et son pouvoir activo-sécrétoire sur les glandes endocrines.

Cliniquement, elle agit là où les traitements mis ordinairement en œuvre semblent avoir donné leur maximum d'effet et où on est en droit de n'attendre d'eux aucune nouvelle amélioration.

Toutefois, nous ne pouvons suivre Boudreau lorsqu'il considère l'iode comme « le remède direct, spécifique et héroïque de la tuberculose ». Si les résultats sont favorables et non douteux dans les formes torpides, ils seraient moins encourageants dans les formes nettement fébriles.

La teinture d'iode nous paraît donc être un médicament susceptible d'améliorer et même de guérir certaines formes de tuberculose.

BIBLIOGRAPHIE

BOUDREAU. — Une thérapeutique intensive et simplifiée de la tuberculose pulmonaire. *Journal de Médecine de Bordeaux*, janvier 1914.

— La thérapeutique iodée intensive. *Bulletin Médical*, septembre 1921.

— La thérapeutique iodée systématique dans les grandes infections. *Journal de Médecine de Bordeaux*, 1916.

BONNEFOY. — L'association de l'ail et de l'iode à doses intensives dans le traitement de la tuberculose. *Monde médical*, 1921.

CHENUT. — Le traitement des tuberculoses osseuses au bord du bassin d'Arcachon. *Journal de Médecine de Bordeaux*, 1919.

AOUST. — L'iode. Thèse de Bordeaux, juillet 1917.

LABBÉ (M.) et LORTAT-JACOB. — Action comparée de l'iode et des iodures sur le poumon. Société de biologie, avril 1903.

— 1° Action des préparations iodées sur le sang ; 2° réactions des séreuse consécutives aux injections de solutions iodées. Soc. de biologie, mars 1903.

LORTAT-JACOB. — L'iode et les moyens de défense de l'organisme. Thèse de Paris, 1902-1903.

Martin. — Le lipiodol dans certaines affections de l'appareil respiratoire. Thèse de Lyon, 1904-1905.

Cartier. — Contribution à l'étude de la médication sodique. Thèse de Paris, 1920.

Cheinisse. — L'usage interne de la teinture d'iode à hautes doses. *Presse médicale*, septembre 1920.

SERMENT

En présence des Maîtres de cette Ecole, de mes chers
condisciples et devant l'effigie d'Hippocrate, je promets
et je jure, au nom de l'Etre suprême, d'être fidèle aux lois
de l'honneur et de la probité dans l'exercice de la Médecine.
Je donnerai mes soins gratuits à l'indigent, et n'exigerai
jamais un salaire au-dessus de mon travail. Admis dans
l'intérieur des maisons, mes yeux ne verront pas ce qui s'y
passe; ma langue taira les secrets qui me seront confiés, et
mon état ne servira pas à corrompre les mœurs ni à favo-
riser le crime. Respectueux et reconnaissant envers mes
Maîtres, je rendrai à leurs enfants l'instruction que j'ai
reçue de leurs pères.

Que les hommes m'accordent leur estime si je suis fidèle
à mes promesses! Que je sois couvert d'opprobre et mé-
prisé de mes confrères si j'y manque!
